코로나
치매를 만나다

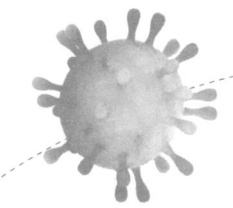

코로나 치매를 말하다

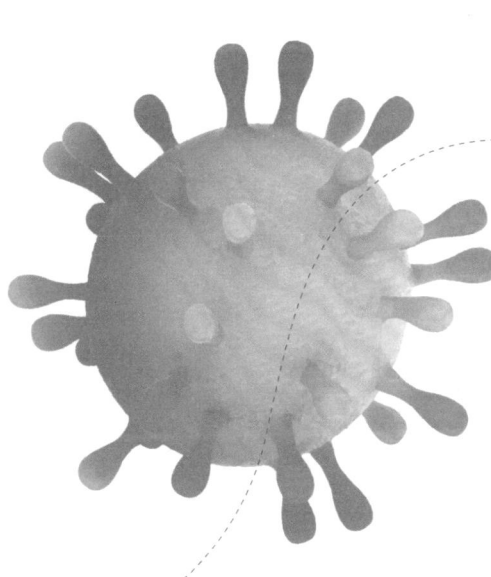

저자
양현덕
곽용태
조재민
최봉영

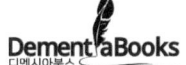

프롤로그

독감처럼 스쳐 지나갈 줄 알았던 코로나가 우리의 일상생활을 망가뜨린 지 벌써 1년이 다 돼 갑니다. 이제는 그 누구도 이 질병이 소리소문없이 사라질 거라는 기대를 할 수 없는 지경에 이르렀습니다. 코로나는 특정인만을 대상으로 하는 질병이 아니므로, 국민 모두 너 나 할 것 없이 고통받고 있습니다.

특히 코로나 고위험군으로 분류되고 있는 이들은 더 신경이 쓰일 수밖에 없습니다. 고위험군 환자 중에는 치매 환자도 포함됩니다. 실제 뇌 질환적 관점에서 치매 환자가 코로나에 걸릴 가능성이 크다는 다양한 연구 결과는 이를 뒷받침하고 있습니다. 치매를 앓는 것 자체만으로도 코로나에 걸릴 위험이 크다는 의미입니다.

하지만 꼭 연구가 아니더라도 조금만 생각해 보면 치매 환자가 고위험군이 될 가능성이 크다는 것은 누구나 쉽게 알 수 있습니다. 코로나 감염을 방지하기 위한 대책의 하나로 마스크를 쓰거나 손을 씻는 행위 등 일반인들이 쉽게 할 수 있는 행동들을 치매 환자들은 깜박할 수 있기 때문입니다. 가장 쉬운 방역 대책조차도 치매 환자들에게는 쉽지 않은 일입니다.

그러기에 치매 환자들은 코로나가 생활이 된 지금 큰 고통을 겪을 수밖에 없습니다. 요양원이나 요양병원에 있는 치매 환자들은 감염 위험이 크다는 이유로 사랑하는 가족의 얼굴조차도 마주할 수 없습니다. 또한, 외부 활동을 못 하고, 사회적 관계까지 단절되는 사례까지 속출하고 있습니다. 이런 일련의 행위들이 일반인들에게는 조금 답답한 일이겠지만, 치매 환자에게 신체 활동 저하나 사회관계 단절은 질병의 악화 요인이 될 정도로 중요한 일입니다.

백신이나 치료제가 개발되기 전까지는 코로나 19를 극복하기 어려울 것으로 판단됩니다. 이는 코로나를 단기간 내에 극복할 수 없다는 의미이기도 합니다. 치매 환자들에게 코로나

19사태의 장기화는 큰 재난일 수 있습니다. 이를 조금이라도 슬기롭게 넘어가기 위해서는 재난 상황에서 치매 환자를 조금이라도 이해하고자 하는 노력이 중요합니다.

『코로나, 치매를 말하다』는 코로나와 치매에 대한 다양한 궁금증을 조금이나마 해소할 수 있도록 꾸며져 있습니다. 코로나가 더는 남의 얘기가 아닌 것처럼 치매 역시 남의 얘기가 아닌 시대가 왔습니다. 이 책이 코로나 상황에서 치매 환자를 조금이라도 이해할 수 있는 계기가 될 수 있길 기대해 봅니다.

목차

프롤로그 5

CHAPTER. 1
코로나는 뇌에 어떠한 영향을 미치는가? 13

CHAPTER. 2
코로나와 치매는 무슨 관계인가? 33

1. 코로나 19, 왜 치매 환자가 더 위험한가? 35
2. 코로나 19는 치매를 유발하는가? 41

CHAPTER. 3

코로나 시대, 치매 영역에 주는 영향은   49

1. 코로나 19, 치매 환자에게 어떤 영향을 끼치고 있는가? 51
2. 코로나 19, 치매 관련 시설은 어떤 영향이 있는가?   59
3. 코로나 19, 치매약 개발은 어떠한 상황인가?   69
4. 뜨거운 감자
 - 코로나 격리 중 이탈한 치매 환자, 처벌해야 하는가?   71

CHAPTER. 4

포스트 코로나, 치매 분야가 가야 할 길은   75

1. 치매안심센터는 어떤 변화가 있는가?   77
2. 치매 돌봄 서비스는 어떤 변화가 있는가?   80
3. 비대면 치매 케어, 발전 가능성은?   83

에필로그   87
치매 관련 권고 지침   93
참고문헌   103

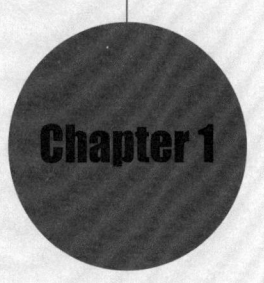

코로나는 뇌에 어떠한 영향을 미치는가?

역사 속에서 판데믹(pandemic, 세계적 대유행)은 중세 흑사병부터 스페인 독감, 신종 플루 등등 수많은 사례가 있습니다. 그리고 2020년 현재, 인류는 '코로나 19'라는 새로운 전염병에 노출되어 100만 명에 가까운 사람들이 목숨을 잃고 있습니다. 하지만 이 전염병의 더 큰 문제는, 이 대유행이 언제까지 지속할지, 그리고 그 후에는 어떤 후유증을 남길지 알 수 없다는 것입니다.

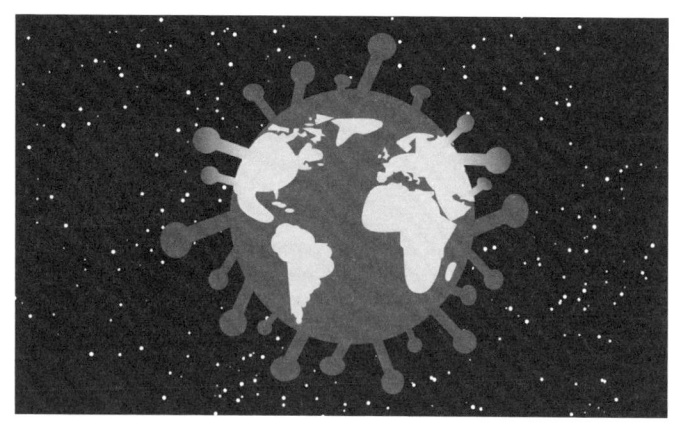

신종 코로나바이러스(Severe Acute Respiratory Syndrome COronaVirus 2, SARS-CoV-2, 이하 '코로나바이러스') 감염으로 발생하는 코로나바이러스 감염증-19(Corona Virus Disease-2019, 이하 '코로나19')은 기침, 발열, 호흡 곤란 등 호흡기 증상이 주로 나타납니다. 그래서 많은 이들이 심한 감기 정도로 생각하지만, 더 무서운 사실은 신경계까지 영향을 미친다는 것입니다. 과거 다른 코로나바이러스로 인해 발생했던 중증 급성 호흡 증후군(Severe Acute Respiratory Syndrome, SARS)나 중동 호흡기증후군(Middle East Respiratory Syndrome, MERS)의 경우 다양한 신경계 질환이 보고된 것과 마찬가지로, 코로나 19 또한 환자에게서 후각·미각 상실, 의식 변화, 경련, 뇌졸중, 뇌염, 치매 등 다양한 신경학적 이상을 일으키고 있습니다.

중환자실에 입원하는 코로나 19 환자 중 약 20%에서 이러한 신경학적 증상이 나타나고 있으며, 이런 환자의 경우 사망률이 매우 높습니다. 또한, 호흡기 증상으로 인해 중환자실에 입원 후 회복되어 퇴원한 환자도 추후 우울증, 강박장애, 정신증(psychosis), 파킨슨병, 알츠하이머병이 발생할 위험률이 높습니다.

이와 같은 신경학적인 증상은 코로나바이러스가 직접 뇌를 공격해서 생기기도 하지만, 인체의 면역체계가 이를 방어하기 위해 작동하는 과정에서 발생하기도 합니다. 이 외에도 신종 코로나바이러스는 다양한 신경계 질환을 유발하지만, 아직 대한민국에서는 이에 대한 보고나 경고가 없는 것이 현실입니다.

1. 코로나 19로 인한 뇌 손상

1) 코로나 19가 뇌 손상을 일으키는 과정

코로나 19가 발생하기 위해서는 먼저 코로나바이러스의 표면에 있는 '스파이크 단백질'이 '안지오텐신 전환효소 2(Angiotensin Converting Enzyme 2, ACE2)'에 결합해야 합니다. ACE2는 혈압 조절에 중요한 안지오텐신 레닌-알도스테론 경로(Angiotensin Renin-Aldosterone pathways)에 작용하며, 안지오텐신 2(Angiotensin II)를 안지오텐신 1(Angiotensin I)으로 바꾸어 혈압을 떨어뜨리는 작용을 합니다. 이 효소는 코, 폐, 신장, 간장, 혈관, 면역계, 뇌 등 우리 몸 여러 곳에 있는데, 코로나바이러스는 이를 통해 신체로 침투하게 됩니다.

코로나바이러스가 병을 일으키는 과정은 다양합니다. 첫 번째로는 코로나바이러스가 ACE2에 결합하여 효소의 기능을 저하하는 경우입니다. 이로 인해 안지오텐신2가 증가하게 되어 혈관을 수축시키고, 신장과 심장, 뇌를 손상합니다.

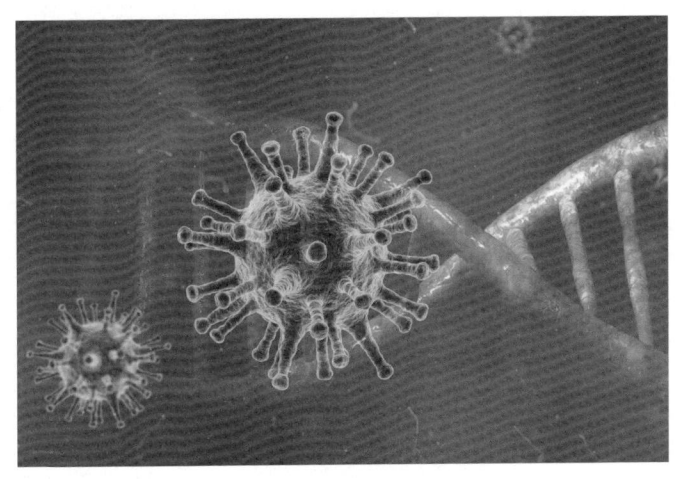

 두 번째로는 코로나바이러스가 호흡기 점막이나 혈관에 있는 ACE2와 결합하여 면역반응을 일으키는 것입니다. 일부 경우 면역물질인 사이토카인을 과도하게 분비하게 되는 '사이토카인 폭풍(Cytokine storm)'을 유발할 수 있습니다. 사이토카인 폭풍은 면역 과민반응 중 하나로, 외부에서 들어온 병원체의 공격으로부터 방어하는 과정에서 과도한 사이토카인 분비로 인해 정상 세포까지 무차별적으로 손상하는 현상을 말합니다. 이로 인해 뇌를 포함한 신체 곳곳에 과도한 염증반응이 생겨 혈액이 응고되고 장기가 손상됩니다.

세 번째로는 코로나바이러스가 직접 뇌로 침투하여 뇌세포를 손상하고 이로 인해 경련이나 섬망 등 다양한 뇌병증과 퇴행성 변화를 유발하는 것입니다.

　마지막으로, 코로나바이러스 감염과 합병증으로 인한 장기간의 격리 조치, 또는 병원 생활, 가족이나 사회로부터의 고립이 원인이 되어 다양한 정신신경학적 합병증이 발생할 수 있습니다.

2) 코로나 19가 신경계 질환을 일으키는 진행 과정

암의 경우 병이 진행되는 단계를 쉽게 이해할 수 있도록 병기(Stage)라는 용어를 사용합니다. 그렇다면 코로나 19는 어떠할까요? 뉴로그로우 뇌피트니스센터(Neurogrow Brain Fitness Center)의 의료 책임자이자 존스 홉킨스 메디컬의 제휴사 직원인 마지드 포투히(Mazid Fotuhi)박사 외에 여러 연구진은 지금까지 보고된 코로나바이러스에 의한 신경계 질환을 다음과 같이 3단계로 구분하였습니다.

1단계: 코로나바이러스가 코와 혀 점막에 국한되어 결합한 상태입니다. 사이토카인 폭풍이 심하지 않고 조절되는 수준이며, 환자는 단지 후각과 미각에만 장애가 있으며, 대부분은 별다른 치료가 없더라도 호전됩니다.

2단계: 코로나바이러스가 면역반응을 강하게 일으켜 사이토카인이나 여러 염증 물질을 활성화한 상태입니다. 혈관에서는 혈액이 응고되어 혈전이 발생하며, 종종 뇌졸중을 일으키며 근육과 신경에 혈관염을 일으켜 근육과 말초신경이 손상됩니다.

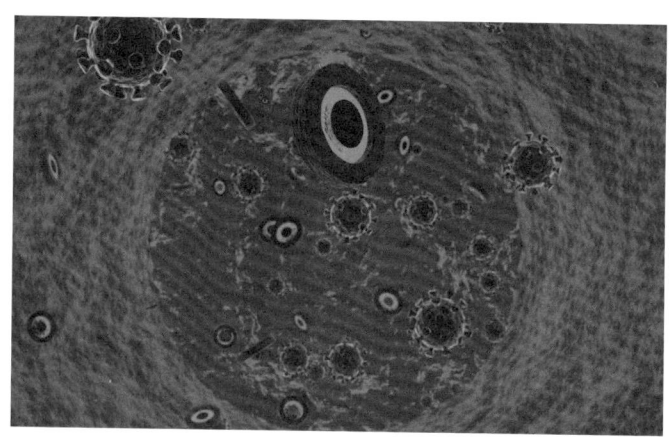

3단계: 코로나바이러스에 의한 사이토카인 폭풍이 뇌혈관 장벽(Blood Brain Barrier, BBB)을 손상하며, 손상된 BBB를 통해 다양한 염증 물질과 혈액 성분, 바이러스가 뇌로 침투하게 됩니다. 이로 인해 뇌부종과 직접적인 뇌 손상으로 뇌병증이 일어나게 됩니다.

3) 후각과 미각의 상실

코로나 19의 증상 중에는 냄새와 맛을 느끼지 못하는 경우가 있으며, 이는 아시아보다는 유럽에서 많이 발견되고 있습니다. 자료에 의하면 유럽에서는 이 사례가 20~90%까지 보고됐지만, 중국 우한에서는 환자 중 3~6% 정도만 보고되었습니다. 상기도 감염(코, 인두, 후두, 기관 등 상기도의 감염성 염증 질환)을 유발하는 다른 바이러스도 코점막의 충혈이나 염증으로 후각 손상을 일으킬 수 있습니다. 감기에 걸려 코를 훌쩍이는 사람이 냄새를 잘 맡지 못하는 경우가 바로 이것입니다. 하지만 코로나 19의 경우 코막힘이나 콧물과 같은 증상이 없더라도 후각 상실이 보고되고 있습니다.

또한, 후각 상실 증상이 나타나는 코로나 19 환자가 미각을 잃거나 이상하게 느끼는 증상을 보이는 경우도 많습니다. 다른 바이러스성 상기도 질환의 경우 후각 상실로 인해 맛을 느끼지 못하는 것처럼 느끼는 경우가 많지만, 이와 달리 코로나 19의 경우 미각 자체가 사라지게 됩니다. 즉, 미각 상실은 코로나 19에서 나타나는 특이 증상 중 하나입니다.

이런 증상이 발생하는 이유는 코로나바이러스가 목이나 코의 감각세포에 있는 안지오텐신 전환효소 2(Angiotensin Converting Enzyme 2, ACE2)와 결합하여 후각과 미각을 담당하는 수용체의 기능을 떨어뜨리기 때문입니다. 또한, 코로나바이러스는 후각과 미각 세포를 거꾸로 타고 올라가는 역행성 수송(retrograde transport)을 통해 중추 신경계인 뇌까지 도달할 수 있습니다. 즉, 중추신경 손상에 의해서도 이 증상이 나타날 수 있다는 것입니다. 하지만 미각과 후각 손상 증상이 있는 코로나 19 환자가 비교적 흔하고, 대부분은 몇 주 안에 이 증상이 호전되는 것으로 보아, 중추신경계 손상에 의한 후각과 미각 상실이 발생한 경우는 적을 것으로 예상합니다.

4) 뇌졸중

코로나 19 환자에게 뇌졸중이 생기는 경우가 늘어나고 있습니다. 최근 보고에 의하면 221명의 코로나 19 환자 중 13명에게서 뇌졸중이 확진되었으며, 대부분은 뇌혈관이 막히는 뇌경색으로 나타났습니다. 또한, 일부 환자의 경우 기침이나 열, 호흡곤란 등의 호흡기 질환이 없었음에도 뇌졸중이 발생하기도 하였습니다. 그 외에도 고혈압이나 당뇨가 있거나 체중이 많이 나가는 코로나 19 환자도 뇌졸중 발생 비율이 높았습니다.

왜 코로나 19 환자에게 뇌졸중이 잘 발생하는지에 대한 원인은 아직 정확하게 밝혀진 것이 없지만, 크게 2가지가 제시되고 있습니다. 첫 번째로는 신종 코로나바이러스 감염에 의한 사이토카인 폭풍과 같은 면역 반응이 혈액을 잘 응고시키는 것입니다. 뇌혈관 등 다양한 장기의 혈관에 있는 혈액이 과응고 상태가 되면 뇌경색과 같은 혈관 경색 질환을 유발하게 됩니다.

두 번째로는 코로나바이러스가 ACE2와 결합하게 되면 레닌-알도스테론 경로에 관여하여 혈관을 수축시키고, 이로 인해 혈압이 높아집니다. 이런 순환계 장애가 일부 뇌졸중 환자에게서 나타나는 뇌출혈과도 연관되어 있을 가능성이 있습니다.

5) 경련 및 뇌병증

코로나 19 환자에게서 고열, 두통, 경부 강직, 의식 변화, 초조, 섬망, 경련 등의 증상이 나타나는 경우는 매우 흔합니다. 다른 질병의 경우 상태가 위중한 환자가 중환자실에서 치료를 받으면 기계 호흡 등 환경의 변화와 여러 약물로 인해 기억력 감소나 섬망 등 다양한 뇌 기능 장애가 나타나는 경우가 많습니다. 하지만 코로나 19의 경우 중환자실에서 치료를 받는 환자 중 뇌병증이 나타나는 비율은 상대적으로 더 높게 보고되고 있습니다.

경련과 같은 뇌병증은 코로나바이러스가 뇌세포를 직접 공격하여 발생하기보다는, 바이러스에 대한 인체 면역 반응 때문으로 알려졌습니다. 면역 반응으로 분비되는 사이토카인이 과도하게 분비될 경우 체내 정상적인 BBB를 손상하게 되는데, 혈관 속의 독성 염증 물질이 뇌로 들어가 뇌세포를 공격하게 됩니다. 특히 BBB가 취약한 측두엽이 가장 잘 손상되며, 손상된 뇌 부위에 따라 다양한 뇌병증이 나타나게 됩니다.

BBB가 손상되면 혈액에 있던 바이러스가 직접 뇌를 공격할 가능성도 있지만, 뇌병증이 발생한 환자의 뇌에서 바이러스가 발견된 경우는 매우 드뭅니다. 그렇기에 바이러스에 의한 직접 공격보다는 면역 반응에 의한 간접 손상이 대부분인 것으로 생각됩니다. 또한, 뇌를 둘러싸고 있는 뇌수막은 다량의 혈관과 ACE2가 분포하기 때문에 코로나바이러스나 염증 물질이 뇌세포가 아닌 뇌수막을 공격할 가능성도 있습니다.

2. 코로나 19로 인한 장기적인 신경정신과적 합병증

신경세포에도 ACE2가 다량 존재하기 때문에, 코로나바이러스가 뇌에 침투하게 되면 다양한 급성 증상이 나타날 수 있습니다. 하지만 때로는 바이러스가 신경세포에 급성 독성을 유발하는 대신, 세포 내 에너지 생성에 영향을 끼치거나, 단백질의 이상 접힘(protein misfolding)을 초래하는 때도 있습니다. 이런 경우 바이러스 감염으로부터 회복된 환자라고 하더라도, 단백질의 비정상적인 접힘과 침착이 발생할 수 있으며, 이는 이론적으로 보았을 때 장기적인 관점에서 뇌의 퇴행적 변화를 일으킬 수 있습니다. 다른 바이러스와 마찬가지로 코로나 19 또한 알츠하이머병이나 파킨슨병은 물론 다양한 합병증이 몇 달, 혹은 수십 년 후에 나타날 수 있으므로, 이들을 잘 추적하여 관찰하는 것이 중요합니다.

또한, 사이토카인 폭풍이 뇌의 작은 혈관에 국한되어 발생

한다면, 초기에는 신경학적인 증상이 없어 보일지라도, 추후 기억장애나 집중력 저하 등의 인지 기능 이상과 우울증, 외상 후 스트레스 장애(PTSD) 불안, 불면, 정신증이 나타날 수 있으므로 주기적인 검사가 필요합니다.

3. 코로나 19에 대한 신경과의 역할

코로나바이러스는 다양한 신경계 질환을 일으킬 수 있습니다. 그러므로 코로나 19 환자가 보이는 신경학적 증상이 사소하고 대수롭지 않더라도, 이를 정확하게 평가하고 장기적으로 면밀하게 추적 조사해야 합니다.

그렇다면 병·의원에서는 어떨까요? 코로나 19 환자가 전형적인 발열이나 호흡기 증상 없이 뇌졸중과 같은 신경학적인 증상 만을 보이며 내원할 수도 있습니다. 이런 경우, 감염 전파의 위험성이 있으므로, 증상이 전형적이지 않거나 후각, 미각 소실 등의 증상을 보이는 경우, 그리고 역학적으로 코로나 19 감염자와 접촉 가능성이 있으면 각별한 관심과 주의, 평가가 필요합니다.

치료 측면에서, 뇌 신경 코로나 19의 증상은 대부분 사이토카인에 의한 혈액 과응고 상태와 혈전 형성에 의한 것입니다. 그러므로 중추신경계의 손상 가능성이 의심되는 증상이라면, 초기에 항혈소판제나 항응고제 외에도 렘데시비르(Remdesivir)와 같은 항바이러스제, 스테로이드나 면역 글로불린(Immunoglobulin) 등의 면역치료를 고려해 볼 수 있습니다.

결론적으로 신경과 의사는 코로나 19 환자에 대해, 신종 코로나바이러스로 인한 신경학적 손상이 있는지 확인하고, 비전형적인 신경 질환 환자에 대해 정확한 평가를 해야 합니다. 또한, 환자가 완쾌 시기까지 신경계 질환이 진행되고 있는지에 대한 여부와 치료에 대해 모니터링을 해야 하며, 완쾌 후에는 지연성 후유증이 발생할 가능성이 크기 때문에 장기적이고 주기적인 평가에 참여해야 합니다. 즉, 지금 발생하고 있는 질병부터 추후 발생할 가능성이 큰 신경정신질환에 대한 신경과 의사의 전방위적인 역할이 매우 중요하므로, 이에 대한 체계적인 매뉴얼이 필요할 것으로 생각됩니다.

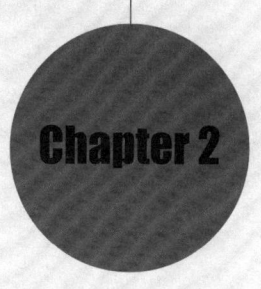

Chapter 2

코로나와 치매는
무슨 관계인가?

코로나 19, 왜 치매 환자가 더 위험한가?

코로나 19가 전국적으로 유행하면서, 남녀노소 누구든지 특히 주의할 필요가 있습니다. 특히 고령의 치매 환자는 일반인과 비교하면 코로나 19로 인한 치사율이 3~5배가량 높은 고위험군이기에 더욱 조심해야 합니다. 이에 대해 사람들은 노인의 경우 신체 기능과 면역력이 낮으므로, 코로나 19에 취약할 것으로 생각합니다. 하지만 치매를 앓고 있는 노인 중에는 신체 기능이 비교적 온전하다고 여겨지는 예도 있습니다. 그런데도 치매 환자가 코로나 19에 취약한 이유는 무엇일까요?

1. 치매 환자는 감염 예방 수칙을 지키기 어렵습니다

코로나 19를 예방하기 위해서는 철저한 손 씻기, 기침 예절 지키기, 눈·코·입 만지지 않기, 마스크 착용, 사람 많은 곳 방문 자제, 물리적 거리 두기 등의 수칙을 지켜야 합니다. 하지만 치매 환자의 생활 환경이나 인지 능력을 고려할 때, 이러한 예방 수칙을 지키고 감염원으로부터 자신을 보호하는 것이 어려울 수밖에 없습니다. 이러한 부분은 치매 진행 정도가 심할수록 더욱 그러합니다.

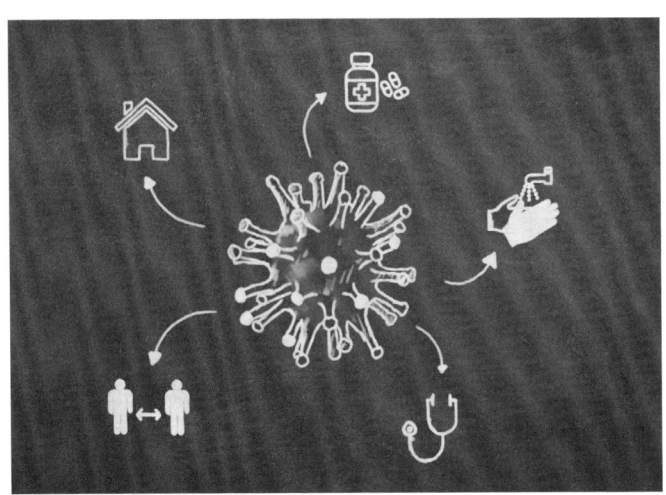

예를 들어 손을 씻거나 다른 사람과의 접촉을 피해야 한다는 예방 수칙을 잊거나 판단하지 못한 상태에서 근처에 확진자가 있다면 쉽게 전염될 수 있습니다. 이러한 특성으로 인해 치매 환자는 코로나 19 바이러스에 노출될 가능성이 크며, 감염 위험률이 일반인과 비교하면 약 3배 정도 높아지게 됩니다.

또한, 치매 환자 본인이 코로나 19에 감염된 경우, 마스크를 착용해야 한다는 것을 잊거나 거부하여 다른 이들에게 병을 전염시킬 가능성도 큽니다. 실제로 치매 환자가 많이 모인 요양병원이나 요양원 등의 시설에서 코로나 19 집단 감염이 발생한 사례도 있습니다.

더욱이 치매 환자는 본인 신체의 이상 증상에 대해 인지하고 대처할 수 있는 능력이 떨어집니다. 일반인의 경우 미열이나 기침 등 코로나 19의 초기 증상이 발생한 경우, 바로 인지하여 관련 의료 기관에서 진단과 치료를 받을 수 있지만, 치매 환자는 이를 인식하지 못하여 진단이 늦어지고, 치료 시기를 놓치게 될 수 있습니다.

게다가 치매 환자는 운동 등의 신체 활동이 일반인과 비교하면 상대적으로 부족하므로, 근육량이나 기초대사량은 물론 기초적인 면역력이 저하되어 감염에 대한 위험률이 높습니다. 이는 치매 환자의 나이가 많을수록 더욱 그러한데, 코로나 19의 치명률에 대한 자료에 따르면, 50대는 0.5%가 채 되지 않지만, 60대는 1.46%, 70대의 경우 4.35%, 80대 이상에서는 7.20%로 급격히 증가합니다. 또한, 고령의 치매 환자 특성상 고혈압이나 당뇨 등의 질환도 영향을 줄 수 있습니다.

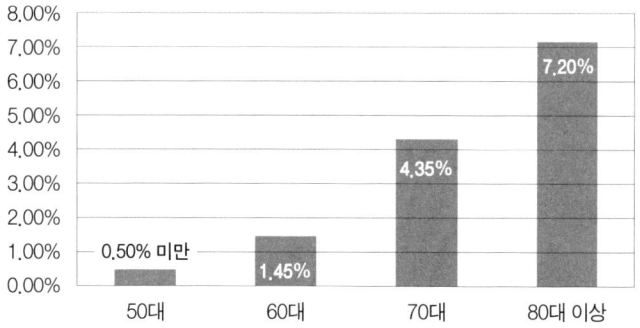

연령대 별 코로나 19 치명률

2. ACE2 유전자, 고령의 치매 환자일수록 발현이 증가

'안지오텐신 전환효소 2(Angiotensin Converting Enzyme 2, Ace2)'는 세포막에 존재하는 수용체입니다. 신종 코로나바이러스는 ACE2에 결합하여 세포에 침입하게 되는데, ACE2가 많이 발현될수록 신종 코로나바이러스에 대한 감염 위험이 커지게 됩니다.

2020년 7월, 한국뇌연구원의 주재열 · 임기환 박사 연구팀이 발표한 연구 결과에 의하면, 알츠하이머병을 앓고 있는 노인은 일반 노인보다 ACE2 유전자의 발현이 높아 ACE2가 많이 만들어지며, 치매가 진행될수록 유전자 발현이 점진적으로 증가한다고 합니다. 즉, 고령과 치매 진행 정도가 코로나19 감염 위험률을 높이는 이유가 밝혀진 것입니다.

3. APOE ε4형 유전자 변이 보유자, 중증 코로나 19에 더 취약

알츠하이머 치매 발생 위험률을 높이는 APOE ε4/ε4 유전자 변이를 보유한 사람은 그렇지 않은 사람에 비해 알츠하이머병이 발생할 확률이 14배가량 높아집니다. 하지만 최근 연구 결과에 의하면 APOE ε4/ε4 유전자 변이가 있는 경우 중증 코로나 19에도 취약하다고 합니다.

미국 코네티컷 의대와 영국 엑시터 의대의 공동 연구진은 영국 생체은행의 코호트 자료를 분석을 통해 알츠하이머 유전자(APOE ε4) 변이와 코로나 19 감염의 연관성을 밝혔으며, APOE ε4/ε4 형태의 유전자를 가진 사람은 정상 형태인 APOEε3/ε3 유전자를 보유한 사람에 비해 중증 코로나 19에 감염될 가능성이 약 2배 높았다고 합니다.

또한, 해당 유전자를 보유한 사람은 알츠하이머병에 걸리지 않았더라도, 코로나 19에 감염될 위험률이 증가하였습니다. 이번 연구 결과는 치매 환자가 코로나 19에 취약한 이유에 대해, 바이러스 노출에 대한 위험성뿐만 아니라 유전적 변이도 영향을 준다는 것을 말합니다.

코로나 19는 치매를 유발하는가?

2020년 현재, 전 세계적인 영향력을 떨치고 있는 코로나 19의 공통적인 증상으로는 발열과 마른기침, 피로감 등 호흡기와 소화계에 나타나게 되는 것으로 알려졌습니다. 하지만 이 외에도 코로나 19는 뇌에 영향을 미쳐 후각 상실, 섬망, 뇌졸중을 일으키며, 기억력을 포함한 인지기능 저하도 발생하여, 치매 발생 위험률을 높입니다.

1. 코로나 19가 치매 발병 위험률을 높인다?

코로나 19는 앞서 언급한 것처럼 호흡기 관련 증상이 주로 나타납니다. 특히 심각한 감염의 경우 코로나바이러스가 폐를 직접 공격하기도 하는데, 이러한 증상은 산소가 뇌로 공급되는 것을 방해하고 악영향을 끼치게 됩니다. 산소가 부족하게 되면 뇌세포가 손상되는데, 그중에서도 기억을 담당하는 부분이 특히 저산소 혈증에 취약합니다. 이러한 이유로 인해 인지 기능 저하와 치매 발생 위험률이 높아지게 됩니다.

 코로나바이러스는 뇌세포를 직접 손상하기도 하지만, 동시에 '사이토카인 폭풍'으로 인해 엄청난 염증을 유발하기도 합니다. 노인이나 치매 환자의 경우 이미 뇌를 포함하여 신체 곳곳에 '염증 노화(inflammaging)'가 진행되어 있는데, 이는 이미 많은 염증 물질이 몸에 축적되어 있다는 뜻입니다.

 또한, 당뇨와 같이 알츠하이머병과 밀접하게 유전적으로 연관된 질환이 함께 있는 경우, 신종 코로나바이러스에 대한 감염은 수많은 위험인자가 일시적으로 겹쳐 작용하게 되어 돌이킬 수 없는 결과를 초래할 수 있습니다. 만약 이러한 위험인자가 일시적으로 작용하지 않게 되더라도 코로나바이러스는 비교적 간단한 염증 반응을 일으키게 되며, 이는 간접적으로 뇌세포의 기능을 떨어뜨려, 기억력 저하 등의 치매 증상을 일으키게 됩니다. 최근 보고에 의하면 신경계 증상이 나타나는 코로나 19 환자의 약 5%가 치매 증상을 보이는 것으로 나타났습니다.

그렇다면 코로나 19는 어떤 과정을 통해 뇌세포에 악영향을 주게 되는 걸까요? 몸에 침투한 바이러스가 뇌로 이동하게 되면, 뇌의 면역세포(Immune cell)가 활성화되어 여러 종류의 사이토카인과 염증 물질을 분비하게 되는데, 이것이 뇌세포의 기능을 저하합니다. 또한, 바이러스를 공격하는 소교세포(Microglia)가 기억력을 담당하는 중요한 뇌세포를 함께 파괴합니다. 이러한 과정으로 인해 뇌의 기능이 저하됩니다.

코로나바이러스는 ACE2에 결합하여 뇌세포를 손상하지만, 별다른 독성이 나타나지 않기 때문에 뇌세포 안에 자리 잡을 수 있습니다. 그러므로 환자가 코로나바이러스 급성 감염에서 회복된다고 하더라도, 수년 뒤 이로 인한 증상이 나타날 수 있습니다. 뇌세포 안에 숨어있던 바이러스는 단백질의 이상 접힘과 응집을 초래하며 이로 인해 알츠하이머병이나 파킨슨병과 같은 신경퇴행성질환을 유발하게 됩니다. 이러한 사례는 사스 바이러스 감염(Severe Acute Respiratory Syndrome COronaVirus 1, 'SARS-CoV-1')에서 회복된 후 발생한 파킨슨병을 통해 찾아볼 수 있습니다.

이와 같은 이유뿐만 아니라 코로나 19로 인한 우울증도 경도 인지장애와 치매 발생 위험률을 높입니다. 현재 대한민국을 포함하여 세계 곳곳은 코로나 19 전파 방지를 위해 사회적·물리적 거리 두기를 시행하고 있습니다. 질병 확산을 막아야 한다는 이유는 이해가 되지만, 이로 인해 사회적 관계 유지에 어려움을 느끼고 고립되는 이들도 많으며, 우울증 발생률도 높아지고 있습니다. 이러한 현상을 반영하듯 '코로나 우울(Corona Blue)'이라는 용어도 등장하였습니다. 또한, 코로나 19로 인해 격리 수용이나 입원을 하게 될 때도 고립에 의한 우울증이 발생할 수 있습니다. 실제로 우울증은 경도 인지장애와 치매에 대한 발병 위험률을 높이는 위험인자입니다.

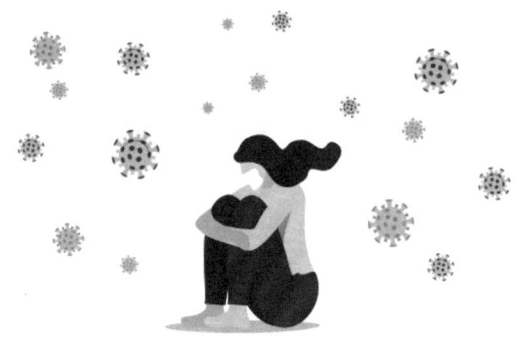

코로나 19는 이러한 과정을 통해 기억력과 집중력을 떨어뜨리며, 급성일 경우 섬망 증상까지 일으키게 됩니다. 이러한 영향이 오래가는 경우, 특히 고령의 환자라면 알츠하이머 치매에 대한 발병 위험률이 높아지게 됩니다.

코로나 19 판데믹 위기는 아직도 잠잠해질 기미를 보이지 않고 있습니다. 또한, 이로 인한 영향은 단순히 질병이 만연하고 있는 현재뿐만 아니라, 종식된 후에도 한동안 지속할 것으로 많은 전문가는 예측합니다. 그러므로 코로나 19가 알츠하이머 치매에 대한 발병 위험률을 구체적으로 얼마나 높이는지는 앞으로 최소 수년간의 면밀한 관찰 조사가 필요할 것으로 생각됩니다.

2. 코로나 19로 인한 치매 발병 위험률, 어떻게 줄일 수 있는가?

코로나 19로 인해 사회적·물리적 거리 두기가 지속하고 있습니다. 이를 위해 각종 '언택트(Untact, 비대면)' 서비스와 커뮤니케이션 기술이 주목받고 있으며, 인터넷과 전자기기에 익숙한 이들의 경우 이러한 것들을 통해 사회 활동과 교류를 유지하고 있습니다. 하지만 기술에 익숙하지 않은 노인들의 경우, 사용 방법 등을 알려주거나 도와줄 이들의 접촉도 쉽지 않으며, 이로 인해 상대적으로 더욱 고립이 심화할 수 있습니다.

코로나 19로 인해 사회적으로 고립된 노인의 경우, 우울증은 물론 인지기능장애 발생 위험성이 높아질 수 있습니다. 이를 해결하기 위해 가족이 자주 전화를 걸어 건강 상태를 확인한다면, 노인의 인지기능 상태 파악에도 도움이 되며, 소통을 통한 우울감 감소를 통해 치매 예방에도 도움이 될 수 있을 것입니다. 현재 이러한 기대를 근거로 연구가 진행되고 있습니다.

최근 시도되고 있는 코로나 19 치료제는 면역과 염증 반응을 억제하는 효과를 보고 있는데, 부신 피질호르몬(덱사메사존)

과 면역 글로불린 등의 치료제가 뇌세포의 염증 손상을 줄여, 치매 발병 위험률을 낮춰줄 것으로 기대하고 있습니다.

최근 독감과 폐렴 예방 접종이 알츠하이머 치매 발생 위험률을 낮춰준다는 흥미로운 연구결과가 발표되었습니다. 이 연구에 의하면, 매년 독감 백신을 접종받은 환자는 알츠하이머 치매 발생 위험률이 6%가량 낮아졌으며, 폐렴 구군 예방 접종의 경우 25~30% 낮아졌다고 합니다.

2020년 9월 기준, 현재까지 코로나 19 예방 백신은 개발되지 않았지만, 독감 예방 접종이 알츠하이머 치매 발생 위험률을 낮춘다는 최근 연구결과를 근거로 할 때, 앞으로 개발될 코로나 19 백신을 통해 치매 발생 위험률을 낮출 수 있으리라 기대하고 있습니다.

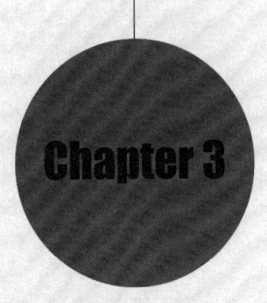

코로나 시대,
치매 영역에 주는 영향은?

코로나 19, 치매 환자에게 어떤 영향을 끼치고 있는가?

1. 병원 방문 감소로 인한 관리 공백과 추적 검사의 어려움

코로나 19는 사회 전반에 걸쳐 큰 영향을 끼치고 있으며, 이는 치매 영역 또한 마찬가지입니다. 치매 환자의 경우 다른 질병에 비해 상대적으로 노령층 비율이 매우 높은데, 면역력이 떨어지는 노인 환자의 특성상 코로나 19에 더욱 취약할 수밖에 없습니다. 이러한 이유로 인해 면역력이 약한 노인들이 병원을 방문하는 것을 피하는 현상이 늘어나고 있습니다.

한 병원 통계에 따르면, 코로나 19 사태 이후 병원을 찾는 환자의 수가 눈에 띄게 감소하였으며, 초진보다 재진일 때 이와 같은 현상이 두드러지는 것으로 확인되었습니다. 초진의 경우 현재 상태를 확인하고 진단받는 것이 중요하기 때문에 병원을 방문하지만, 재진의 경우 대부분 보호자가 대리 수령자로 약을 처방받는 경우가 많습니다.

또한, 대학병원이나 보건소는 현재 타 급성기 질환과 비교하면 시급성이 떨어지는 만성질환 등의 진료인력을 코로나 선별진료에 투입하는 경우가 많으며, 이로 인해 치매 환자에 대한 관리는 후 순위로 밀리는 것이 현실입니다. 이는 의원급, 대학병원, 종합병원을 막론하고 모두 나타나고 있는 현상인데, 전문가들은 이러한 상황이 장기적으로 볼 때 치매 환자에 대한 관리에 공백이 생길 수 있다는 우려를 표하고 있습니다.

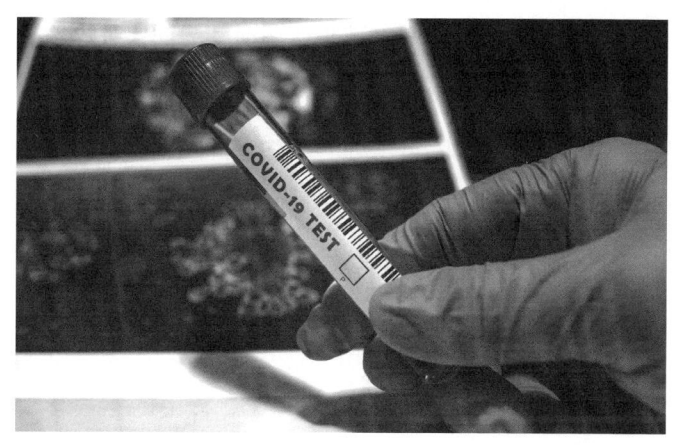

 가장 큰 문제는 '과도한 우려'로 인해 치매 추적검사 등 꼭 필요한 검사까지도 미루는 환자와 가족들이 많다는 것입니다. 추적검사란 치매의 진행상태 등을 추적하고 관찰하는 정기적인 검진을 말하는데, 이를 통해 약물 조절 등 상황에 맞는 치료를 받을 수 있습니다. 치매 치료는 시기가 매우 중요하기 때문에, 이를 놓치면 악화의 원인으로 작용할 수 있습니다.

 대학병원 등 의료기관의 자료에 따르면, 코로나 19로 인해 치매 정기검진을 미루는 사례가 다수를 차지하고 있다고 합니다. 확산세가 약해지면서 완만한 회복세를 보이는 외래환자와 달리, 고령자들은 코로나 19로 인해 병원 방문을 꺼리는 분위기가 여전하며, 이로 인해 치매 경과 체크를 위한 정기검진 일자 확정에 어려움을 겪고 있다고 합니다. 이와 같은 분위기는 언론 보도를 통해 치매 환자가 코로나 사망자 중 다수를 차지하고, 기저 질환 등으로 감염 시 위험도가 더 높다는 소식이 전해지면서 우려감이 높아졌기 때문이라는 분석이 나오고 있습니다.

다른 질환과 달리 치매는 환자별 경과가 천차만별이기 때문에 추적 관찰을 통해 약의 용량 조절은 물론 행동 문제 발생에 따른 치료가 필요합니다. 또한, 치매 환자의 병원 방문은 단순히 약 처방뿐만 아니라, 전반적인 상태 확인과 상담 등 관리의 측면이 큽니다. 그러므로 무작정 병원 방문을 미루면 적절한 치료 시기를 놓칠 수 있습니다. 치매는 초기 관리가 중증 진행 등에 큰 영향을 끼치는 만큼, 초기 관리를 소홀히 하면 급격히 악화할 수 있으며, 이는 환자와 보호자, 가족의 삶의 질 저하로 이어질 수 있습니다.

2. 치매 진단 지연

코로나19가 치매 영역에 미치는 영향은 매우 크며, 이는 현재 진행형입니다. 이는 특히 코로나 확산세가 다시 높아지면서, 사회적 거리 두기 단계가 강화되고 고령층이 외출을 피하는 현상이 늘어나면서 더욱 그러합니다.

치매는 환자마다 나타나는 증상이나 정도가 모두 다르므로, 전문 의료진을 통해 검사와 진단을 받고 치료 시기를 놓치지 않는 것이 매우 중요합니다. 하지만 치매 고위험군인 고령층이 코로나 감염 우려로 인해 외출과 병원 방문을 취소하거나 지연하는 사례가 늘어나면서, 드러나지 않거나, 진행 정도가 어느 정도인지 알 수 없는 치매 환자의 비율이 높아지고 있습니다.

실제로 지난 2020년 1월 이후 코로나 확진자 감소세가 두드러지기 전까지 치매 진단검사나 추적검사를 위해 병원을 방문하는 고령층의 수가 급감하기도 하였습니다. 치매 고위험군이나 치매 환자는 대부분 고령의 노인일 경우가 많은데, 이는 코로나 19에 대한 감염 가능성이 크고, 기타 합병증으로 인해 코로나 19에 감염될 시 사망률이 더 높다는 연구 결과가 보고되면서 우려가 커졌기 때문으로 보고 있습니다. 이에 따라 정부에서 운영하는 치매안심센터의 치매 무료 검진을 받는 사람의 수도 대폭 감소하였다고 합니다.

코로나 19가 장기화한 현재, 관리 공백의 기간이 길어질수록 치매 환자의 인지건강 등도 악영향을 받을 가능성이 커지며, 이는 치매 증상의 악화로 인해 환자와 보호자, 가족의 삶의 질 하락으로 이어질 수 있습니다. 이러한 이유로 인해 전문가들은 기존 방식의 치매 검진이나 추적 검사를 개선할 방안이 필요하다고 말합니다.

3. 활동 감소·대인관계 단절로 인한 치매 증상 악화

신체 활동 감소나 사회적 관계 단절은 치매 환자의 병세를 악화시키거나, 치매 발병률을 높이는 요인으로 작용합니다. 이에 따라 현재 코로나 19가 반년 이상 장기화하면서 치매를 앓고 있는 환자들의 병세 악화가 우려되고 있습니다.

코로나 19 이전에는 경도 인지장애나 경증 치매 환자의 경우 치매안심센터나 주간보호센터 등에서 진행되는 프로그램 등을 통해 관리가 이루어졌습니다. 하지만 사회적 거리 두기가 장기간 시행되고, 강화되면서 이러한 공적 서비스가 제한되는 것은 물론, 치매 환자와 보호자, 가족들이 외부 활동 자체를 꺼리는 경우가 많습니다.

이로 인해 치매가 악화하는 사례는 점점 늘어나고 있습니다. 뇌를 자극할 수 있는 신체활동과 사회 활동이 줄어드는 것은 물론, 장기간 실내 격리로 인해 우울감을 호소하는 예도 많습니다. 특히 우울증은 치매를 악화시키는 대표적인 요인 중 하나입니다.

더 큰 문제는 이러한 환자가 얼마나 되는지 파악하기 힘들다는 것입니다. 정부에서 치매안심센터 등을 통해 치매 무료검진을 시행하고 있지만, 코로나 19 확산으로 19년도 대비 검진자 수가 큰 폭으로 감소했다고 합니다. 치매는 초기에 검사를 통해 진단받고, 병을 관리하여 진행 속도를 늦추는 것이 가장 중요합니다. 하지만 코로나 19로 인해 적절한 시기에 진단이나 치료를 받지 못한다면, 질병이 악화할 가능성이 커지게 됩니다.

이에 대해 치매학회에서는 코로나 19 상황 속에서 환자들의 치매 관리를 위한 지침을 발표하였습니다. 주요 내용으로는

- 시간표를 짜서 일정한 일과 유지
- 평소 활동량을 고려한 신체활동 유지
- 정기적인 인지 활동
- 가까운 사람과 정기적인 연락 유지

등이 있습니다.

코로나 19가 언제 종식될지는 현재 누구도 알 수 없습니다. 그렇기에 치매를 앓고 있는 경우 감염 방지는 물론 치매 관리에도 더욱더 신경을 써야 합니다.

코로나 19, 치매 관련 시설은 어떤 변화가 있는가?

1. 코로나 19로 인한 요양시설 면회 제한

코로나 19사태가 장기화함에 따라 많은 사람이 이용하는 시설에 대한 제한도 점점 강화되고 있습니다. 치매 환자들이 대부분을 차지하고 있는 요양병원이나 요양원도 마찬가지로 면회 등이 제한되고 있습니다. 코로나바이러스 확산을 막기 위해서라는 것을 이해하긴 하지만, 병원이나 시설에 환자를 두고 있는 가족이나 보호자들은 애간장이 탈 수밖에 없습니다.

관련 업계에 따르면, 확산 초기에는 열이 없거나, 마스크 착용을 한 방문객에 한하여 제한적으로 허용했지만, 현재는 대부분이 면회를 전면 제한하고 있으며, 신종 코로나바이러스 확산이 잠잠해질 때까지 면회 제한을 권고하고 있다고 합니다. 정부 역시 확산 대응을 위해 시설 입소자의 가족들에게 면회나 외박, 외출 자제를 권고하고 있으며, 자원봉사자들의 시설 방문도 제한 중이라고 합니다.

노인의 경우 면역력이 낮으므로 신종 코로나바이러스 감염은 더욱 치명적일 수 있으며, 이에 대한 합당한 조치라고 볼 수 있지만, 강제적으로 가족과 떨어져 있어야 하기에 환자 가족들은 불안함으로 인해 발만 동동 구르고 있습니다. 또한, 관련 시설에서는 문자나 공지 등을 통해 환자 가족에게 면회 불허를 알리고 있으나, 전달에 있어 한계가 있고, 이를 몰랐거나 혹시나 하는 마음에 찾아갔던 면회객들은 음식이나 옷가지만 전달하고 직접 대면은 하지 못한 채 발걸음을 돌리기 일쑤입니다.

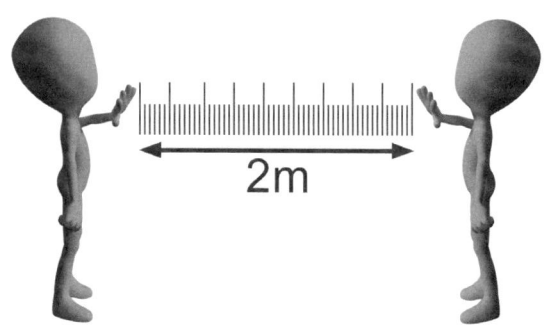

가족들의 불안감 해소 차원에서 치매 환자의 일상 사진을 가족에게 보내거나 홈페이지 등을 통해 공유하는 사례가 있기는 하지만, 그런데도 사태가 장기화함에 따라 가족들의 불만은 해소되지 못하고 쌓여가고 있습니다. 특히 치매 환자의 특성상 간병인이나 의료진보다 가족에게 의존하는 경우가 많고, 이로 인해 가족들이 시설에 방문하여 직접 산책이나 운동, 생활 케어를 하는 사례가 비일비재합니다. 이에 가족들은 환자가 욕창에 걸리거나 근력이 떨어지는 등의 상황을 우려하고 있습니다. 일부 병원에서는 가족들의 항의에 대해 제한적으로 면회를 허용하고 있지만, 이 같은 사례는 많지 않으리라고 생각됩니다.

하지만 더 큰 문제는 코로나 19사태가 현재 진행형이며, 면회 전면 제한 해제 시기를 종식 이후로 정하고 있기에 사실상 정해진 기간이 없다는 것입니다. 요양병원이나 요양원에 있는 치매 환자는 질환 특성상 장기 입원·입소한 경우가 대부분입니다. 확산과 감염 방지를 위해 면회 등을 제한하는 것은 타당해 보이지만, 이는 치매 환자의 건강 및 증상에 악영향을 미칠 가능성도 있습니다. 전문가들은 이에 대해 정부나 각 병원 등에서 코로나 19 감염을 방지할 수 있는 선에서 제한적으로 면회를 허용하는 방안을 마련해야 한다고 말하고 있습니다.

2. 요양병원, 비대면 면회 허용 증가

수도권을 중심으로 코로나 19가 재확산함에 따라, 정부의 요양병원 비대면 면회 가이드라인 제정이 사실상 중지되었으며, 원칙적으로 면회를 금지하고 있습니다. 하지만 환자와 가족들의 면회 요청이 많아짐에 따라, 요양병원을 중심으로 비대면 면회 방식을 허용하는 사례는 늘어나고 있습니다. 정부가 면회를 허용할 때까지 마냥 기다릴 수는 없다고 판단한 데 따른 것으로 생각됩니다.

수개월 동안 면회가 금지됨에 따라 요양병원이나 환자 가족 등은 제한적으로나마 면회를 허용할 수단을 취해 달라고 요청하기도 했으나, 현재까지 이에 대한 답변이 없는 상황입니다. 지난 5월에는 비대면 면회 가이드라인을 내놓겠다고 발표했지만, 이 또한 가이드라인을 제정하기도 전에 재확산 조짐이 보여 2020년 하반기 현재까지 기준 마련조차 되지 않고 있습니다.

이에 다수의 요양병원은 자체적으로 비대면 면회 규정을 만들어 제한적으로 면회객 방문을 허용하고 있다고 합니다.

이는 환자들이 장기간 가족들을 만나지 못하면서 우울증에 걸려 상태가 악화하는 사례가 발생하고 있기 때문입니다. 우려되는 점은 아직 통일된 기준이 없으므로 제각각 운영되고 있다는 것입니다.

사례를 보면

- 건물 외부에 투명 비닐로 된 면회소를 설치하거나, 건물 내부에서 유리문을 통한 면회
- 면회 횟수를 주1~2회로, 시간 역시 10~20분으로 제한
- 면회 시 면회객 인원 상한을 1~2명으로 제한하며, 예약제로 운영
- 임종이 임박한 환자에 한해 방호복을 입은 채로 대면 면회 허용

등이 있습니다.

이와 같은 비대면 면회는 지난 2020년 5월 8일 어버이날을 기점으로 점차 증가하는 추세이며, 정부도 이에 대해 인지하고 있어 사실상 비대면 면회를 허용하는 것과 다름없는 상황

입니다. 이에 따라 요양병원 업계에서는 정부가 가이드라인을 제정하여 비대면 면회라도 전면 허용해야 한다는 주장이 커지고 있습니다.

전문가들은 코로나 19 확산을 막는 것은 물론 중요하지만, 언제 끝날지 모르는 상황에서 무조건 면회 제한을 할 수는 없다고 말합니다. 코로나 19가 일상이 된 뉴-노멀(New Normal) 시대에 맞는 비대면 면회 기준이 이른 시일 내에 마련되어야 할 것으로 생각됩니다.

3. 주간보호센터, 코로나 19로 인한 경영난

주간보호센터는 치매나 만성 질환자, 거동이 불편한 노인들의 낮 시간대 돌봄을 담당하고 있습니다. 하지만 코로나 19 장기화에 따라 운영이 어려워진 곳이 늘어나고 있으며, 이에 대한 정부 지원이 일부 늘어나긴 했지만, 예산 대비 턱없이 모자라는 수준이라, 앞으로 더욱 운영난이 심각해질 것이라는 예측이 나오고 있습니다.

주간보호센터를 이용하는 노인 대부분은 다양한 질환을 앓고 있어 코로나 19에 취약한 경우가 많습니다. 또한, 요양병원이나 시설과 달리 낮에만 케어를 받기 때문에 그 외에 시간 동안 감염될 위험성도 높습니다. 더욱이 독거노인인 경우 마스크 등의 기본 방역 물품도 준비하지 못하는 경우가 있습니다.

이와 같은 이유로 인해 주간보호센터는 감염 위험이 큰 것이 사실입니다. 그렇기에 휴원을 하는 곳도 있기는 하지만, 휴원하더라도 별다른 정부 지원이 없기에 센터 대부분은 정상 운영을 하는 곳이 많습니다. 그렇지만 입소자 수는 점차 감소하는 추세이며, 이는 적게는 25%, 많게는 50% 이상에 다다른다고 합니다. 입소자 수가 줄어들게 되면 센터가 받을 수 있는 요양급여비용이 줄어들게 되며, 영세한 곳은 경영난으로 이어집니다.

정부는 기존에는 입소자가 센터를 이용하지 않으면 5일에 한해 50%의 급여비용을 지원했었으나, 코로나 19 이후 10일간 50%로 늘렸고, 이를 통해 급여비용 일부를 보전될 수 있게 되었습니다. 하지만 입소 인원이 축소되자 요양보호사에 대한 인력 가산도 함께 줄어들면서, 센터가 부담해야 할 인건비는 매우 증가하였습니다. 해당 업계는 이와 같은 내용을 정부에 건의하기도 했으나, 현재까지 인건비에 대한 별도의 지원책은 없는 상황입니다.

상황이 이렇게 되자 상당수의 주간보호센터는 어쩔 수 없이 요양보호사에 대한 인력 감축을 시행하고 있다고 합니다. 이렇게 되자 센터 입소자 수는 줄었지만, 입소자의 인지치료 서비스를 위한 외부 강사 교육 등의 입소자 돌봄까지 요양보호사가 담당하는 등 요양보호사의 업무는 오히려 늘고 있습니다. 코로나 19사태가 장기화하면 이러한 사태는 더욱 악화할 것으로 생각되기에, 정부의 추가적인 지원이 필요합니다.

4. 코로나 장기화, 치매 교육 올 스톱에 부작용 속출

코로나 19사태가 장기화하면서 치매 관리와 돌봄을 담당하는 인력의 교육도 전면 중지되었습니다. 이는 대부분의 교육이 오프라인에서 집단으로 이뤄지기 때문에 코로나바이러스 확산의 매개가 될 수 있다는 우려 때문입니다. 하지만 이로 인해 관련 기관은 인력 부족이나 업무 생산성의 저하 등의 어려움을 호소하고 있습니다.

현재 건강보험공단이 실시하는 요양시설의 치매 전문교육과 프로그램 관리자 교육은 물론 한국치매협회의 고령자 치매 전문 작업치료사 교육과정이 취소된 상태입니다. 이로 인한 문제는 이미 현장에서 나타나고 있습니다. 치매 전문교육이 중단되면서 요양시설에서는 5등급 요양자를 돌볼 수 있는 전문 인력 이탈에 대해 노심초사하고 있으며, 신설 센터의 경우 치매 전문교육 이수자를 구인하지 못함에 따라 5등급 요양자를 받지 못하여 경영 등의 어려움을 겪고 있습니다.

어려움을 겪는 것은 관련 업계에 종사하는 종사자 역시 마찬가지입니다. 실제로 한 사회복지사는 주간보호센터를 그만두려고 했으나, 코로나 19사태가 발생하면서 치매 전문교육을 이수한 인원이 채용되지 않아 일을 그만두지 못하고 있다고 합니다. 이외에도 교육의 부재로 인한 업무의 질 저하 등 각종 문제는 지속해서 발생하고 있습니다.

의료계 전문가들은 이러한 사태가 장기화할 경우 관련 업계는 물론 돌봄이 필요한 장기요양보험대상자나 치매 환자, 그리고 보호자와 가족까지 피해를 볼 수 있으며, 이를 위해 치매 전문교육 등 필수적인 교육에 한하여 한시적으로 온라인 교육 등을 허용하는 등의 대안이 필요하다고 합니다.

코로나19, 치매약 개발은 어떠한 상황인가?

코로나 19사태가 장기화함에 따라 치매약 등 의약품 개발에도 악영향이 생기고 있습니다. 제약업체에서 신제품 허가를 받기 위해서는 임상시험을 통해 안전성과 유효성을 반드시 확인해야 하며, 이 과정에서 해당 질환이 있는 환자를 대상으로 진행하는 임상시험은 필수 요건입니다. 하지만 코로나바이러스 감염 확산에 대한 우려로 인해 임상 대상자 모집 자체가 어렵고, 사태가 장기화함에 따라 더 악화할 가능성이 커지고 있습니다.

또한, 치매 질환과 관련된 의약품 개발은 임상시험 진행이 더딘 분야 중 하나입니다. 치매 환자의 특성상 환자 돌봄을 담당하는 보호자가 반드시 동행해야 하는 등, 다른 질환과 비교하여 상대적으로 제한 요건이 많기 때문입니다. 또한, 치매는 질환자 대부분이 고령인 경우가 많은데, 면역력이 약해 감염

될 위험성이 높으며, 이러한 우려로 인해 병원 방문은 물론 외출 자체를 꺼리는 경우가 많습니다.

더욱이 임상 대상자를 모집한다고 하더라도 생동성 시험을 진행하는 과정에서 많은 인원이 좁은 공간에 모여있게 되기 때문에 감염병 확산의 위험이 클 수밖에 없습니다. 이러한 이유로 인해 양지병원에서는 2020년 3월부터 모든 생동성 시험 자체를 중단하였습니다.

만약 신약을 개발하였다고 하더라도 신약 허가 신청이 지연되고 있는 문제점도 있습니다. 이는 신약 승인과 관련된 업체 대부분이 겪고 있는 어려움이며, 코로나 19에 대한 치료제나 백신이 최우선시되는 만큼 앞으로 더 유보될 것으로 생각합니다.

뜨거운 감자
- 코로나 격리 중 이탈한 치매 환자, 처벌해야 하는가?

코로나 19 확산에 따라 격리 대상자가 늘면서 치매 환자 등 자체 관리가 쉽지 않은 대상자와 관련된 제도 정비 필요성도 높아지고 있습니다. 감염병법 위반 시 경찰의 인지에 따른 수사나 시민고발 등의 수사도 가능하지만, 실제 대부분이 보건당국과 지자체의 관련법 위반 고발에 따라 진행됩니다. 하지만 치매 환자는 일반인과 달리 판단력이나 인지력이 저하된 상태이며, 본인 의지와 상관없는 배회 증상이나 감염 관리 중요성을 인식하지 못한 채 자가 격리나 치료 시설을 이탈할 가능성이 존재합니다. 그러므로 이에 대한 대책이 시급한 상황입니다.

실제로 최근 대구의 한 병원에서는 치료를 받던 80대 확진자가 병원을 무단으로 빠져나가는 일이 발생했는데, 조사 결과 치매 증상을 보이는 것으로 확인되었습니다. 경찰은 2시간 만에 집 근처로 돌아온 확진자를 발견해 병원으로 보냈지만, 치료 후 감염병예방법 위반혐의 조사를 진행할 예정이라고 밝혔습니다.

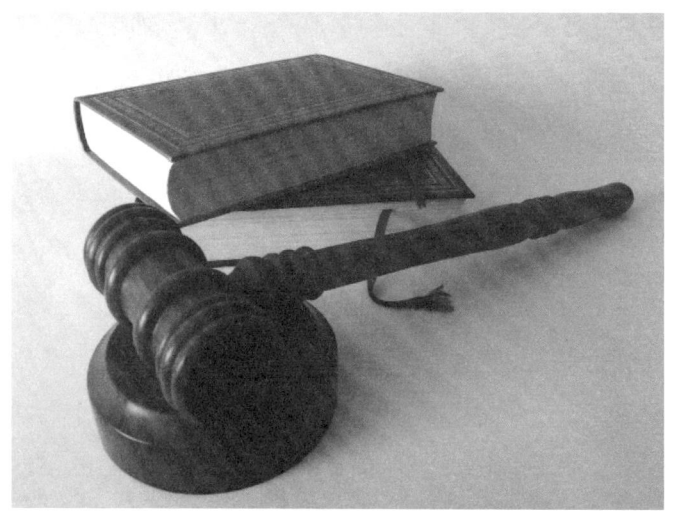

 현재 코로나바이러스가 전국적으로 확산함에 따라 국민의 우려와 격리 준수 등의 잣대는 굉장히 높은 상태입니다. 이로 인한 시민들의 피로감은 무척 크며, 효율적인 감염병 관리를

위한 요구도 역시 커지고 있습니다. 이에 따라 국회는 지난 2월 26일 코로나 3법을 통해 입원·격리조치를 위반하는 경우 법정형을 기존 300만 원 이하 벌금에서 `1년 이하 징역이나 1,000만 원 이하 벌금`으로 대폭 높였습니다.

하지만 관련 전문가들은 사실상 치매 환자에 대한 처벌이 어려울 것이라 보고 있습니다. 치매 증상으로 인한 것일 경우 고의적인 감염 확산 행위로 보기 어렵기 때문이며, 다만 관리자가 이 같은 경우가 발생하지 않도록 주의를 요구하는 방법이 적절하다고 주장합니다. 의료계 관계자 역시 개별 사안마다 치매 환자의 중등도가 다르고 세부적인 판단이 필요하기에, 단순히 결과만으로는 처벌하기 어렵다는 지적을 하고 있습니다.

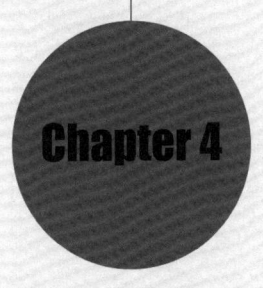

포스트 코로나, 치매 분야가 가야 할 길은?

치매안심센터는 어떤 변화가 있는가?

코로나 이후 사회 전반의 대변화가 예상되는 가운데 치매안심센터도 주요 대상자인 고령층의 감염 위험을 줄이기 위한 비대면 서비스 확대와 치매 관리 효율성을 높이기 위한 최신 기술 도입 등 다양한 변화를 통해 코로나 이후 치매 변화에 대비하고 있습니다.

전국 치매안심센터 자료에 의하면 코로나 장기화에 따른 ICT(Information and Communications Technologies) 등 다양한 스마트 기술을 활용한 치매 관리 프로그램이 늘어나고 있습니다. 이러한 변화는 코로나 19 장기화에 대응하고, 향후 닥쳐올 수 있는 감염병에 대비하기 위한 목적으로 보입니다. 특히 치매안심센터와 같은 곳은 이용자 대부분이 기저 질환이 있고, 면역력이 취약한 고령자이기 때문에 이러한 선택은 필수라고 보입니다.

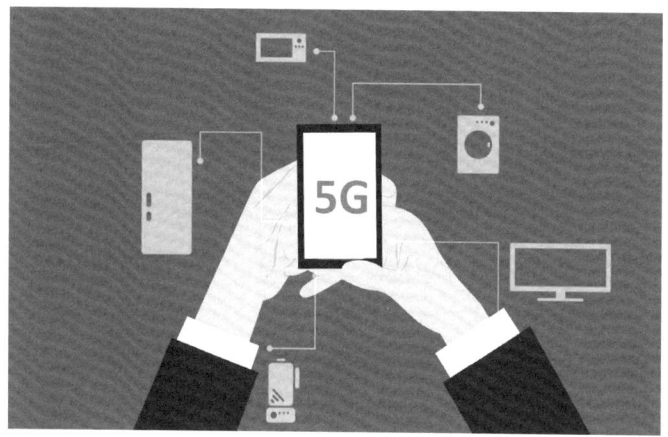

현재 각 지자체의 치매안심센터들은 비대면 관리 시스템을 최우선으로 도입·확대하고 있습니다. 이는 코로나 19로 인한 휴관에 대비하기 위해 시작됐지만, 사태가 장기화하면서 점차 자리를 잡아가고 있습니다. 구체적으로는 원격 비대면 서비스를 통해 치매 관리를 진행하거나, 로봇과 가상현실(Virtural Reality, VR) 등을 활용한 ICT를 통해 치매 관리 고도화와 모바일 헬스 케어를 확대하는 사례들이 있습니다.

이와 같은 방법은 도시와 비교하면 상대적으로 고령 인구 비율이 높고, 각종 의료·편의 시설이 부족한 지역에서 더 높은 효과를 보이며, 앞으로 이러한 서비스를 제공하는 치매안심센터가 늘어날 것으로 보입니다.

치매 돌봄 서비스는 어떤 변화가 있는가?

코로나 19 사태 장기화로 인해 치매안심센터가 장기간에 걸쳐 휴관함에 따라 각 지자체가 치매 돌봄 공백 최소화를 위한 다양한 대책을 내놓고 있습니다. 과거 치매안심센터를 통한 대면관리가 주류였다면, 최근에는 감염병 확산 방지를 위해 비대면 관리가 활용되고 있습니다. 이 같은 서비스 변화는 코로나 19가 종식된 후에도 상당 기간 지속할 것으로 보입니다. 다수의 지자체 관련 소식에 의하면 치매 공백 해소를 위한 찾아가는 치매 서비스, 치매 예방 교재와 작물 지원 등 다양한 돌봄 서비스가 동원되는 것으로 나타났습니다.

먼저 지자체 안심센터들은 휴관에 따라 독거노인 등 각각의 관리 상황에 맞춰 전화 모니터링 서비스를 기본적으로 제공하고 있습니다. 독거치매노인의 경우 찾아가는 서비스를 통해 사각지대 발생에 집중하고 있는데, 코로나 위험 방지와 건강 체크, 심리지원 등의 제공을 위한 목적입니다. 찾아가는 서비스의 경우도 사회적 거리 두기의 원칙을 철저하게 준수하는 선에서 진행되고 있습니다. 감염 우려를 막기 위해서입니다. 특히 센터가 아닌 일반 가정에서도 지속적 인지훈련이나 자극 등을 수행할 수 있는 우편 서비스 지원도 일선 현장에서 폭넓게 활용되고 있습니다.

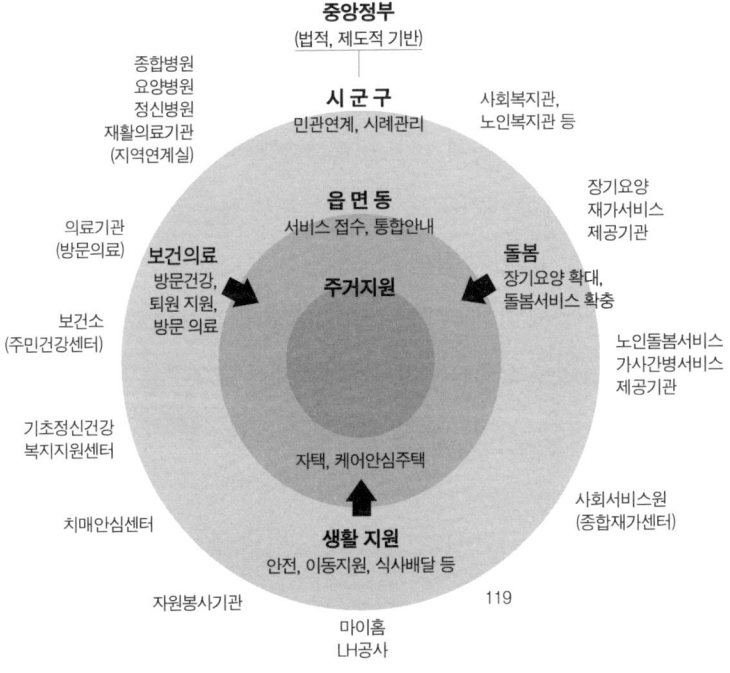

서울시는 25개 자치구 센터에서 인지 자극 학습지 등으로 구성된 치매안심키트와 콩나물 키우기 세트를 활용한 비대면 치매 돌봄 프로그램을 제공 중이며, 일일 학습지를 우편 서비스로 보낸 후 수행 결과를 받고, 전화로 학습 피드백을 진행하는 방식으로 진행하고 있습니다. 그 외 지역에서도 대상자의 인지 단계에 맞는 맞춤형 인지워크북, 인지미술책자, 치매 예방 수칙 등으로 구성된 인지 강화 프로그램을 통해 자택에서 치매 환자 케어를 할 수 있도록 하고 있습니다.

 이외에도 손 소독제, 마스크 등 감염방지를 위한 용품 지원은 물론 외출이 어려운 노인을 대상으로 식료품 지원 등 필수 생활 물품 지원까지 함께 제공하는 지역도 많습니다. 코로나 사태 장기화에 따라 취약계층인 치매 환자 관리에 사각지대가 발생하지 않도록 세밀한 관리가 지속해야 할 것으로 보입니다.

비대면 치매 케어, 발전 가능성은?

각종 비대면 서비스가 사회 전반으로 확대되면서 치매 환자나 고령층 돌봄 분야의 비대면 케어 발전도 가속화될 것으로 보입니다. 이는 유례없는 신종 감염병 확산과 급속한 고령화가 주요 원인으로 지목되는데, 향후 치매와 고령층 돌봄 분야에도 큰 변화가 예상됩니다.

돌봄 분야의 비대면 케어의 경우 ICT를 활용한 비대면 안부 확인이나 치매 예방 관리 등이 가장 먼저 발전할 수 있을 것으로 보입니다. 이미 일본의 경우 치매 환자나 독거노인 등 고령층 관리에서 효과를 인정받아, 민간산업으로도 꾸준히 산업이 확대가 이뤄지고 있습니다.

치매 관리 역시 최근 코로나로 치매안심센터가 휴관함에 따라 치매 예방과 인지력 강화를 위한 비대면 학습지 관리 등이 이뤄지고 있는데, 성과 피드백 분야에 대한 활용 가능성이 큽니다. 이와 같은 언택트 서비스는 도시와 비교하면 상대적으로 노인 인구 비중이 높고 의료 인프라가 부족한 지역에 있는 치매 환자와 보호자, 가족, 그리고 이들을 케어하는 관련 업계 종사자들에게 큰 효과가 있을 수 있다고 생각됩니다.

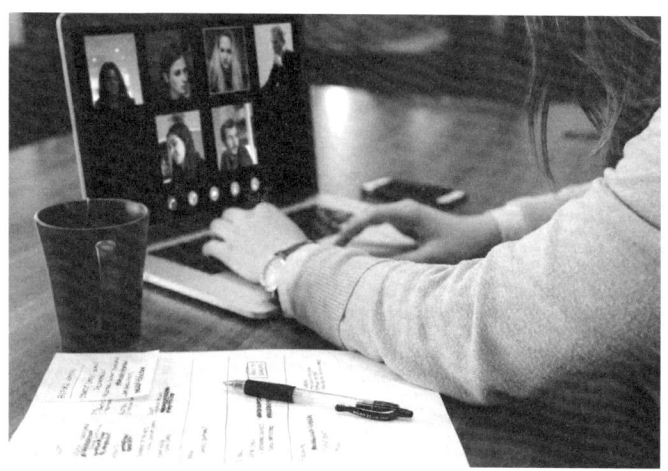

이미 과학기술정보통신부는 빅데이터, 네트워크, 인공지능(AI) 등과 디지털 기반 비대면 산업을 적극적으로 육성하고 코로나 이후 활용될 산업에 박차를 가할 계획이라고 밝혔으며, 가상·증강현실(VR·AR) 등 비대면 관련 기술을 개발과 관련 제도 개선의 필요성도 피력했습니다. 이미 치매 예방을 위한 VR과 AR 기술이 시장 개척이 상당수 진척된 만큼, 추후 제도가 개선될 경우 이와 관련된 시장 확대도 기대할 수 있습니다.

코로나 19의 세계 유행에 따라 비대면 서비스 산업과 돌봄 영역에 대한 대변화는 불가피한 상황입니다. 전문가들은 이미 다양한 사례를 통해 비대면 치매 케어 서비스에 대한 효과가 검증된 만큼, 이제는 선두에서 이를 이끌어 가야 할 것이라고 말합니다.

에필로그

지난 2020년 1월 20일, 코로나 19 국내 첫 환자가 발생한 이후 9개월이 지났습니다. 중국 우한에서 코로나가 발생했다는 뉴스를 처음 접했을 때, 코로나가 우리의 생활을 이렇게 송두리째 변화시킬 줄은 그 누구도 생각하지 못했을 것입니다.

변화의 흐름 속에서 시대를 반영한 언택트(Untact) 등 여러 신조어가 탄생했고, 문화 · 경제 · 정치 등 수많은 영역이 변화를 맞이하였습니다. 치매 영역 또한 예외는 아니지만, 상대적으로 큰 조명을 받지 못했습니다. 치매 영역 역시 중요한 사실들이 상당히 많음에도 그렇지 못했기에 아쉬운 대목입니다.

정부, 교육계, 의료계 등 다수 단체가 코로나와 치매에 대해 조명은 했지만, 치매 영역에 대해서는 부족한 부분이 많았다는 평가를 주고 싶습니다. 이런 점이 이 책의 탄생 배경입니다. 사실 이 책을 쓰기 전까지는 코로나 19 사태 속에서 치매와 코로나가 이렇게 많은 연관이 있으리라 깊게 생각지 못했습니다.

하지만 책을 쓰면서 다양한 영역에서 코로나 19가 많은 변화를 만들고 있음을 알 수 있었고, 이는 작게는 치매 환자들의 생활 변화부터 크게는 국가 돌봄 시스템의 변화까지 많은 것을 유발하였습니다. 이는 국내뿐 아니라 세계적인 변화까지 생각하면 더욱 크지 않을까 짐작해봅니다.

『코로나, 치매를 말하다』는 코로나 19로 인한 치매 영역의 다양한 변화를 최대한 담으려 노력했으며, 앞으로 어떠한 변화가 일어날지도 예상해보았습니다. 코로나 19가 종식된 이후에도 이 같은 사태가 일어나지 않으리라는 보장은 없기 때문입니다.

이 책은 코로나와 치매에 대한 모든 것을 담지는 못했습니다. 하지만 이 책을 읽는 독자에게 최대한 많은 정보를 담고자 노력했다는 점을 보여주고 싶었고, 코로나 19라는 세계적 감염병의 대유행 속에서 치매 영역 또한 우리가 관심을 가져야 할 부분이 있다는 것을 말하고 싶었습니다.

아마 이 책을 처음 접하는 분들은 코로나와 치매라는 다소 생소한 주제와 조합에 대한 호기심과 궁금증의 심정이었을 것으로 생각합니다. 호기심과 궁금증을 해소했을지, 새로운 의문을 만들었을지는 확신할 수 없지만, 치매와 관련된 영역에 발을 담그고 있는 이상, 많은 이들에게 적지 않은 도움이 됐으리라 믿고 싶습니다. 치매를 극복하는 그 날까지 치매와의 직접적인 문제는 물론, 간접적으로 파생될 수 있는 다양한 문제들을 다뤄보고 싶다는 소망을 밝히면서 이 책이 유용하게 쓰일 수 있기를 바랍니다.

치매 관련 권고 지침

대한치매학회 행동 권고 지침

치매는 질병 특성상 노인 환자의 비율이 높고, 기억력과 인지력의 저하로 인해 개인위생을 철저히 지키기 어렵습니다. 이로 인해 일반인과 비교하면 상대적으로 코로나바이러스에 감염될 위험성이 높으며, 만약 감염되었을 경우 낮은 면역력으로 인해 더욱더 빠르고 심하게 악화할 가능성이 큽니다. 이에 대한치매학회에서는 아래와 같은 행동권고지침을 제안합니다.

1. 행동 권고 지침

- 시간표를 통한 일정한 일과 유지
- 평소 활동량을 고려한 실내 외 신체활동(치매 예방 체조, 뇌 튼튼 운동 등)
- 평소 관심사를 고려해 정기적인 인지 활동
- 가까운 이들과 정기적으로 연락(화상통화 또는 전화)
- 코로나 관련 뉴스는 하루 1~2번 이내로 제한, 부정적인 마음에 휩싸이지 않도록 대화 시도
- 코로나로 갑작스러운 격리 상황을 대비해 섬망 예방조치로 애착 물건과 달력과 탁상시계, 좋아하는 소일거리(책/라디오 이어폰 등) 등을 챙기고 낙상 예방을 위해 필요 물품을 미리 준비
- 보호자가 자가격리 될 경우를 대비하여 대체 인원을 미리 선정
- 대체 인원이 없으면 치매안심센터나 치매 상담 콜센터(중앙치매 센터 1899-9988) 통해 미리 대비책을 상의

2. 치매 환자의 눈높이에 맞는 생활 방역

- 외출 전후, 활동 시 수시로 30초 이상 손을 씻기
- 손 씻기, 마스크 착용 방법을 묘사한 스티커를 화장실 문 앞, 거울, 현관문 앞 등 잘 보이는 곳에 부착
- 보호자가 먼저 손 씻는 모습을 보여주고 환자가 따라 할 수 있도록 격려
- 외출 시 사람 많은 장소, 시간대 회피
- 외부인 출입 및 방문 시 상호 간 증상, 발열 여부를 확인하고 방문하는 동안 마스크를 착용
- 혼동, 착란이 심해질 경우, 코로나 19를 의심해 의료진과 상담

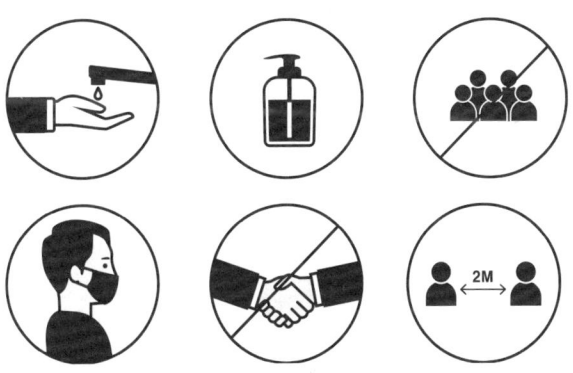

국제알츠하이머협회 코로나 수칙

코로나 19와 같은 감염병 응급 상황에서는 요양시설이나 지역사회를 기반으로 하는 돌봄 환경에서의 알츠하이머와 치매 관리에 대한 각별한 주의가 필요합니다. 협회에서 제시한 지침은 아래와 같습니다

1. 공통 지침

- 질병 예방 집중
- 개인 중심 치료제공
- 걷기-배회 모니터링
- 치매 행동 대응 강화
- 가족과 친구 등 연락망 유지
- 치매 환자 관리 공동 수행
- 음식 섭취 지원

2. 돌봄제공자에 대한 수칙

- 돌봄제공자와 치매 환자의 주기적인 손 세척
- 재채기 또는 기침 중 코와 입 가리기
- 입에 물건 넣는 것 막기
- 적절한 약 복용
- 사회적 거리 유지-공동 물건 사용 금지
- 약국 방문 횟수를 줄이고 처방 약 구비
- 돌봄제공자가 아플 시 돌봄 계획 변경

3. 요양시설에 대한 수칙

- 코로나 위험관리 절차에 대한 전반적인 관리 설정 (비상연락망 등 기타 정보 확인)
- 질병 징후나 증상이 있는 가족 방문 금지
- 방문 금지 시 가족과 연락할 방법 제공(전화, 화상 채팅, 이메일, 직원 연락처 게시)

4. 개인 건강 유지에 대한 방안

- 아픈 사람들과 긴밀한 접촉 회피
- 눈-코-입 만지지 않기
- 아플 때는 외출 금지와 재택근무
- 기침이나 재채기에 사용한 휴지 바로 버리기
- 일반 가정용 청소 스프레이 또는 물티슈를 사용해 자주 닿은 물체 표면 청소-소독하기(60% 이상 알코올 기반 손 소독제 사용)
- 본인 또는 치매 환자에 대한 건강상태 체크를 위한 원격 진료 활용

코로나바이러스감염증-19 예방
기억해야 할 행동수칙

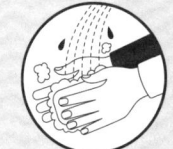

흐르는 물에 비누로 손씻기

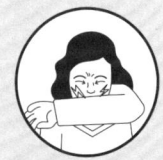

기침, 재채기할 때
옷소매로 입과 코 가리기

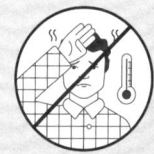

발열, 호흡기 증상자와
접촉 피하기

마스크 착용하기

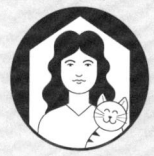

외출 자제하기

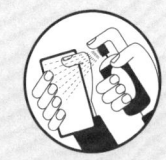

자주 닿는 물체 소독하기

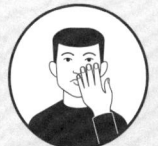

씻지 않은 손으로
눈·코·입 만지지 않기

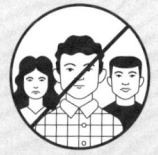

사람 많은 곳 피하기

참고문헌

Butowt R, Bilinska K. SARS-CoV-2: Olfaction, Brain Infection, and the Urgent Need for Clinical Samples Allowing Earlier Virus Detection. ACS Chem Neurosci. 2020 May 6;11(9):1200-1203. doi: 10.1021/acschemneuro.0c00172.

Ellul MA, Benjamin L, Singh B, Lant S, Michael BD, Easton A, Kneen R, Defres S, Sejvar J, Solomon T. Neurological associations of COVID-19. Lancet Neurol. 2020 Sep;19(9):767-783. doi: 10.1016/S1474-4422(20)30221-0.

Fazzini E, Fleming J, Fahn S. Cerebrospinal fluid antibodies to coronavirus in patients with Parkinson's disease. Mov Disord. 1992;7(2):153-8. doi: 10.1002/mds.870070210.

Fotuhi M, Mian A, Meysami S, Raji CA. Neurobiology of COVID-19. J Alzheimers Dis. 2020;76(1):3-19. doi: 10.3233/JAD-200581.

Kuo CL, Pilling LC, Atkins JL, Masoli JAH, Delgado J, Kuchel GA, Melzer D. APOE e4 genotype predicts severe COVID-19 in the UK Biobank community cohort. J Gerontol A Biol Sci Med Sci. 2020 May 26:glaa131. doi: 10.1093/gerona/glaa131.

Li Y, Li M, Wang M, Zhou Y, Chang J, Xian Y, Wang D, Mao L, Jin H, Hu B. Acute cerebrovascular disease following COVID-19: a single center, retrospective, observational study. Stroke Vasc Neurol. 2020 Jul 2:svn-2020-000431. doi: 10.1136/svn-2020-000431.

Lim KH, Yang S, Kim SH, Joo JY. Elevation of ACE2 as a SARS-CoV-2 entry receptor gene expression in Alzheimer's disease. J Infect. 2020 Sep;81(3):e33-e34. doi: 10.1016/j.jinf.2020.06.072.

Lippi A, Domingues R, Setz C, Outeiro TF, Krisko A. SARS-CoV-2: At the Crossroad Between Aging and Neurodegeneration. Mov Disord. 2020 May;35(5):716-720. doi: 10.1002/mds.28084.

Liu K, Pan M, Xiao Z, Xu X. Neurological manifestations of the coronavirus(SARS-CoV-2) pandemic 2019-2020. J Neurol Neurosurg Psychiatry. 2020 Jun;91(6):669-670. doi: 10.1136/jnnp-2020-323177.

Nath A. Neurologic complications of coronavirus infections. Neurology. 2020 May 12;94(19):809-810. doi: 10.1212/WNL.0000000000009455.

Ogier M, Andéol G, Sagui E, Dal Bo G. How to detect and track chronic neurologic sequelae of COVID-19? Use of auditory brainstem responses and neuroimaging for long-term patient follow-up. Brain Behav Immun Health. 2020 May;5:100081. doi: 10.1016/j.bbih.2020.100081

Pleasure SJ, Green AJ, Josephson SA. The Spectrum of Neurologic Disease in the Severe Acute Respiratory Syndrome Coronavirus 2 Pandemic Infection: Neurologists Move to the Frontlines. JAMA Neurol. 2020 Jun 1;77(6):679-680. doi: 10.1001/jamaneurol.2020.1065.

Zambrelli E, Canevini M, Gambini O, D'Agostino A. Delirium and sleep disturbances in COVID-19: a possible role for melatonin in hospitalized patients? Sleep Med. 2020 Jun;70:111. doi: 10.1016/j.sleep.2020.04.006.

자매 출판사 브레인와이즈 출간 도서

- 치매(인지증) 이야기 - 역사와 현실
- 치매 그것이 알고 싶다 - 치매 완결판
- 당신의 뇌는 안녕하십니까 - 신경과 이야기 흥미로운 신경과 질환들
- 우울증이라는 주홍글자
- 뉴스로 풀어보는 치매 이야기 - 디멘시아뉴스 2년간의 기록
- 우리 부모님의 이상한 행동들 - 치매의 이상행동증상 이야기
- 엄마도 엄마가 필요하다 - 문학이 만난 치매 이야기
- 시련재판 - 치매 부모님이 드시는 약 이야기
- 치매를 읽다

디멘시아 문학상 치매 소설 공모전 수상작

- 피안의 어머니
- 섬
- 스페이스 멍키의 똥

제1판 제1쇄 2020년 11월 10일

지은이 양현덕, 곽용태, 조재민, 최봉영
펴낸이 양현덕
기획진행 임주남, 조용은
디자인 위하영
표지이미지 위하영
관리·마케팅 임주남, 조용은
제작처 내성프린팅

펴낸곳 (주)디멘시아북스
등록번호 2020-000082
주소 경기도 수지구 광교중앙로 294 엘리치안빌딩 305호
홈페이지 www.dementiabooks.co.kr/
대표전화 031-216-8720
팩스 031-216-8721
전자우편 dementiabooks@dementiabooks.co.kr

ISBN 979-11-971679-2-8 03510
정가 8,000원

이 책은 저작권법에 따라 보호받는 저작물이므로 무단전재와 무단복제를 금하며
책 내용의 전부 또는 일부를 이용하려면 반드시 저작권자와
(주)디멘시아북스의 서면 동의를 받아야 합니다.
잘못된 책은 구입처에서 바꿔드립니다.

이 도서의 국립중앙도서관 출판예정도서목록(CIP)은
서지정보유통지원시스템 홈페이지(http://seoji.nl.go.kr)와
국가자료종합목록 구축시스템(http://kolis-net.nl.go.kr)에서 이용하실 수 있습니다.
(CIP제어번호 : CIP2020046429)